Made in the USA
Las Vegas, NV
15 April 2022

47525889R00057